I0422747

TRABAJO FIN DE MÁSTER

"RESILIENCIA Y SINDROME DE BURNOUT DEL PERSONAL DE ENFERMERÍA EN EL HOSPITAL CENTRAL DE ASTURIAS"

"RESILIENCE AND BURNOUT SYNDROME OF NURSES IN THE CENTRAL HOSPITAL OF ASTURIAS"

Autora/es:

Noelia Rilo Arango

Nuria Gonzalez Paino

Rocio Rilo Arango

Cristina Rilo Arango

ÍNDICE

I.RESUMEN

En el ámbito del presente estudio, la importancia de la resiliencia puede ser considerada como un rasgo para reducir los efectos adversos del estrés o la elevada carga de trabajo.

Los enfermeros de los centros sanitarios están sometidos a situaciones estresantes casi a diario, la resolución exitosa de dichas situaciones puede depender en gran medida de su capacidad para afrontar de forma efectiva y esta misma puede variar en función de la propia personalidad y capacidad resiliente de la persona.

La aparición y duración del estrés podrá conducir a estado de estrés continuo denominado como síndrome de burnout.

Por lo que nos planteamos si existe una relación inversa entre resiliencia y síndrome burnout, ya que si esta relación existe es factible poner en conocimiento al personal estrategias de afrontamiento y habilidades para superar las situaciones difíciles y mejorando su vez la calidad asistencial.

SUMMARY

In the scope of this study, the importance of resilience can be considered as a feature to reduce the adverse effects of stress or high workload. The nurses of health centers are subjected to stressful almost daily situations, the successful resolution of these situations may depend largely on their ability to cope effectively and the same may vary depending on the personality and resilient capacity person.

The onset and duration of stress can lead to ongoing stress state known as burnout syndrome.

So we wonder whether there is an inverse relationship between resilience and burnout syndrome, because if this relationship exists is feasible to inform staff coping strategies and skills to overcome difficult situations and turn improving quality of care.

II.PALABRAS CLAVE

"PERSONAL DE ENFERMERIA; RESILIENCIA; SINDROME BURNOUT; ANSIEDAD, ESTRES; CUIDADOS".

KEYWORDS

"NURSE; RESILIENCE; BURNOUT SYNDROME; ANXIETY; STRESS; CARE".

III.INTRODUCCION Y MARCO TEORICO

i. Concepto de estrés

Hans Selye fue el primero que importó el termino estrés a la psicología, con el nombre de Síndrome de Adaptación General (SAG) y lo definió como una respuesta no especifica del cuerpo frente a cualquier demanda, de forma que si la duración es suficientemente prolongada, el organismo puede entrar en una etapa de agotamiento[1,2].

Actualmente el estrés se conceptualiza como "una relación particular entre el individuo y el entorno, que es evaluado por este como amenazante o desbordante de sus recursos y que pone en peligro su bienestar"[3].

Según Rout y Rout[4]"es un proceso en el cual el individuo responde a estresores con un patrón de respuestas por parte del organismo que pueden ser fisiológicas, conductuales, cognitivas, emocionales o una combinación de estas, al momento de ser interpretadas estas situaciones como amenazantes".

Cuando repercute negativamente sobre el entorno laboral se considera patológico [5].

El estrés forma parte de la vida cotidiana, afectando a nuestra salud y nuestro bienestar, hasta el punto de ser considerado como la enfermedad del S.XX según la Organización Mundial de la Salud (OMS)[6].

Cuando el estrés nos repercute negativamente sobre el entorno laboral es considerado como patológico [7].

La aparición duración y la intensidad de la respuesta al estrés dependerá de la evaluación que el individuo realice de la situación y de los recursos con los que cuenta para afrontarla[8].

Esta situación, puede provocar malestar y la repercusión llevando consigo perdida de productividad, enfermedad y deterioro de la calidad de vida, también puede contribuir a la aparición de otro problemas de salud laboral, como frecuentemente son los transtornos musculo-esqueléticos y poner en peligro la seguridad en el lugar de trabajo.

Muchos profesionales se encuentran sometidos niveles elevados de estrés, dentro de ellas, el ámbito sanitario, y más en concreto médicos y enfermeras, son considerados como una de los sectores profesionales más expuestos a niveles elevados de estrés, tanto de forma puntual como mantenida[9-11].

Las causas generadoras de estrés suelen relacionarse, por un lado, con la implicación psicológica y emocional y por otro, con aspectos relacionados con la organización del mismo (sobrecarga de tareas,relación con el equipo de trabjo, los turnos, el conflicto con superiores y fatal de apoyo social en el trabajo)[12-15].

Algunas investigaciones asocian áreas determinadas de hospitalización y servicios especiales con un mayor grado estrés como las unidades de cuidados intensivos[16-18]; atención primaria[19-22]; o el servicio de urgencias[23];siendo escasos los estudios encontrados en España que hacen referencia al personal sanitario que trabaja con pacientes de unidades de hospitalización[24].

La Health Education Authority clasifica al personal de enfermería como la cuarta profesión más estresante[25].

Es importante conocer los niveles de estrés, del personal de enfermería en unidades de hospitalización, para fomentar conocimientos y habilidades para afrontar de manera adecuada el estrés.

ii. Concepto de Síndrome Burnout

El síndrome Burnout se define como el estrés laboral crónico (estar quemado).Surge en Estados Unidos en 1974 por Freudenberguer, para dar una explicación al proceso de deterioro en los cuidados y atención profesional (sanitarias; de servicios sociales; educativas). A lo largo de estos años el síndrome de quemarse por el trabajo ha quedado establecido como una respuesta al estrés laboral crónico que ocurre con frecuencia en los profesionales tales como:médicos, profesionales de enfermería, maestros, funcionarios de prisiones, policías, trabajadores sociales, etc. que trabajan en contacto directo con los usuarios[26].

En 1976 estetérmino adquiere gran importancia porque dio nombre a esta patología y lo calificó como "sobrecarga emocional" o "síndrome de burnout"[27].

Cherniss[28]fue uno de los primeros autores que señalan el trabajo como aparición del burnout: "Cambios personales negativos que ocurre a lo largo del tiempo en trabajadores con trabajos frustrantes o con excesivas demandas".

En 1980 Edelwich y Brodsky[29] lo describen "como una pérdida progresiva del idealismo, energía y motivos vividos por la gente en las profesiones de ayuda, como resultado de las condiciones de trabajo". Define cuatro etapas: entusiasmo (alta motivación y expectativas del trabajador); estancamiento (surge tras no cumplirse las expectativas iniciales); frustración (desmotivación, y desilusión)apatía (falta de recursos para hacer frente a la frustración).

Más tarde en 1981Maslach y Susan E. Jackson[30]propusieron una de las definiciones más aceptadas que lo describen como un síndrome tridimensional caracterizado por: *agotamiento emocional (AE)* caracterizado por la pérdida progresiva de energía, el desgaste, el agotamiento, la fatiga; *despersonalización (DP)* manifestada por un cambio negativo de actitudes y respuestas hacia los demás con irritabilidad y perdida de motivación hacia el trabajo; y *baja realización personal (RP)* sentimientos de fracaso y baja autoestima, con respuestas negativas hacia sí mismo y el trabajo.

En la actualidad el síndrome de burnout aparece en multitud de estudios que corroboran que tiene importantes implicaciones para la salud y bienestar y por ello es importante evitar que se produzca.

Desde una perspectiva psicosocial el síndrome de quemarse por el trabajo es un síndrome cuyos síntomas son bajos niveles de realización personal en el trabajo, altos niveles de agotamiento emocional y de despersonalización[31].

El estrés es una combinación de variables físicas, psicológicas y sociales. Es una profesión en la que inciden especialmente estresores como la escasez de personal, que supone sobrecarga laboral, trabajo en turnos, trato con usuarios problemáticos, contacto directo con la enfermedad, el dolor y la muerte, falta de especificidad de funciones y tareas (lo que supone conflicto y ambigüedad de rol), falta de autonomía y autoridad en el trabajo para poder tomar decisiones, rápidos cambios tecnológicos, etc. Todos estos estresores han sido identificados en la literatura como antecedentes del síndrome de quemarse por el trabajo[32].

Esta afección se presenta en personas autoexigentes y perfeccionistas, tienen dificultades para delegar, concentradas en su rendimiento y superación profesional, olvidan sus necesidades básicas. Este mal afecta, sobre todo, a aquellos cuyo trabajo tiene una repercusión directa sobre la vida de otras personas.

iii. Resiliencia

La resiliencia tiene su origen en el latín "resilo", que significa volver atrás, volver de un salto, resaltar, rebotar.A lo largo de la historia, el concepto de resiliencia ha tenido varias definiciones. Actualmente la resiliencia se ha transformado en un concepto multidisciplinario a cuyo enriquecimiento contribuyen la Psicología, Medicina, la Pedagogía y en los últimos tiempos la Salud Pública.

Cyulnik[33] la define como "la capacidad de los seres humanos sometidos a los efectos de una adversidad, de superarla e incluso salir fortalecidos de la situación".

Vanistendael[34] habla de una capacidad universal que permite a una persona, grupo o comunidad impedir, disminuir o superar los efectos nocivos de la adversidad.

Walsh[35] la menciona como la capacidad de una persona para recobrarse de la adversidad fortalecida y dueña de mayores recursos. Se trata de un proceso activo de resistencia, autocorrección y crecimiento como respuesta a las crisis y desafíos de la vida.

Grotbergb[36] "Capacidad humana universal para hacer frente a las adversidades de la vida, superarlas o incluso ser transformados por ella". Considera la resiliencia como parte del proceso evolutivo.

La que mejor representa es la adoptada por Luthar, Cicchetti y Becker[37-39], quienes la definen como un proceso dinámico que abarca la adaptación positiva dentro del contexto de adversidad significativa. Con esta definición se distinguen tres componentes esenciales que deben estar presentes en el concepto de resiliencia:

- La noción de adversidad, trauma, riesgo, o amenaza al desarrollo humano.

- La adaptación positiva o superación de la adversidad.

- El proceso que considera la dinámica entre mecanismos emocionales, cognitivos y socioculturales que influyen sobre el desarrollo humano.

De modo que, cuando el sujeto se enfrente a una adversidad, la resiliencia le permitirá llevar a cabo una adaptación positiva a pesar de la dificultad.

El profesional de enfermería en ocasiones trabaja en condiciones difíciles, enfrentándose a presiones derivadas de las situaciones de los pacientes, turnos de trabajo así como malas condiciones laborales, rutina, trabajo inestable, sobrecarga laboral, bajas remuneraciones, mala comunicación que afectan psíquica y disminuyen la calidad de atención.

Es importante para los profesionales de enfermería acrecentar la resiliencia para poder superar el trauma emocional de sus pacientes. La sociedad necesita profesionales maduros, que sean capaces de pensar analíticamente, de forma flexible, y dispuestos a participar en su auto-desarrollo.

A través de la evidencia científica presente en la literatura se ha determinado que la resiliencia es identificada como una característica esencial para las enfermeras en su entorno laboral. Los principales estresores que se identifican son los conflictos interprofesionales, carga de trabajo y falta de participación en la toma de decisiones.[15]

La resiliencia en los profesionales de enfermería se relaciona con la personalidad,a través de una serie de características denominadas los pilares de la resiliencia.[40]

Estas características ayudan a reducir el estrés así como el impacto que el trabajo puede tener sobre la persona, con el fin de mejorar su bienestar:

1. Independencia: se define como la capacidad de establecer límites entre uno mismo y los ambientes adversos; distancia emocional y física.

2. Introspección o capacidad de insight: es la capacidad de mirarse a sí mismo, detectar y reconocer las propias emociones.

3. Capacidad de relacionarse o interacción. Es la habilidad para establecer lazos íntimos y satisfactorios con otras personas, es crear vínculos.

4. Iniciativa. Es el placer de exigirse y ponerse a prueba en tareas progresivamente más exigentes.

5. Humor. Alude a la capacidad de encontrar lo cómico en la tragedia.

6. Creatividad. Es la capacidad de crear orden, belleza y finalidad a partir del caos y el desorden, es hacer todo a partir de la nada.

7. Moralidad. Es la actividad de una conciencia informada, se refiere a la conciencia moral, a la capacidad de comprometerse con valores y de discriminar entre lo bueno y lo malo.

8. Autoestima consistente. Es la base de los demás pilares y fruto del cuidado afectivo consecuente del niño o adolescente por un adulto significativo.

La resiliencia no es un estado definido y estable, es más bien un camino de crecimiento. Para los profesionales el desarrollo de la resiliencia requiere otra forma de mirar la realidad y mejorar las estrategias de intervención[41].

A lo largo de la vida, los seres humanos se enfrentan a una variedad de retos y dificultades que van desde problemas cotidianos a eventos vitales significativos, y la forma en que reaccionan ante ellos es diferente. Mientras que algunas personas pueden responder positivamente, para otras puede ser una experiencia abrumadora. Es en este punto donde entra en juego el estudio de la resiliencia, que busca entender por qué algunos individuos son capaces de resistir e incluso salir enriquecidos de las adversidades.

Las personas que no son capaces de superar las adversidades, el estrés les conduce a una situación de insatisfacción que podría ser una de las causas de desmotivación y considerándolo como patológico (síndrome burnout).

Por lo que nos planteamos si existe una relación inversa entre resiliencia y síndrome burnout, ya que si esta relación existe es factible poner en conocimiento al personal estrategias de afrontamiento y habilidades para superar las situaciones difíciles y mejorando su vez la calidad asistencial.

iv. Modelos de la Resiliencia

El modelo del sistema conductual de Dorothy Johnson se centra en cómo el paciente se adapta a la enfermedad y en cómo el estrés presente o potencial puede afectar la capacidad de adaptación. Para Johnson, el objetivo de enfermería es reducir el estrés de tal forma que el paciente pueda avanzar con mayor facilidad a través del proceso de recuperación. Este modelo se centra en las necesidades básicas en relación en los siguientes subsistemas de conductas:[39]

1. Subsistema de afiliación. Es probablemente el más importante, asegura la supervivencia y la seguridad.

2. Subsistema de dependencia. Promueve una conducta de colaboración que exige una respuesta recíproca.

3. Subsistema de ingestión: tiene que ver con cuándo, cómo, qué, cuánto y en qué condiciones nos alimentamos. Cumple así la amplia función de satisfacer el apetito.

4. Subsistema de eliminación: tiene que ver con cuándo, cómo y en qué condiciones se produce la eliminación, considera aspectos biológicos, sociales y fisiológicos.

5. Subsistema sexual: obedece a la doble función de la procreación y la gratificación.

6. Subsistema de realización: este subsistema trata de manipular el entorno, controla y domina un aspecto propio o del mundo circundante hasta alcanzar cierto grado de superación.

7. Subsistema agresión/protección: consiste en proteger y conservar.

IV.HIPOTESIS

Hipótesis Nula (H_0)

✓ No existe relación entre los niveles de resiliencia y el síndrome de burnout del personal de enfermería en el Hospital Central de Asturias.

Hipótesis alternativa (H_1)

✓ Existe un relación inversa entre los niveles de resiliencia y el síndrome de burnout del personal de enfermería en el Hospital Central de Asturias.

V. OBJETIVOS

- **Objetivo General:**

✓ Analizar la relación entre niveles de resiliencia y síndrome burnout en personal de enfermería en el Hospital Central de Asturias.

Objetivos secundarios:

✓ Examinar los niveles de resiliencia y síndrome de burnout en el personal de enfermería.

✓ Determinar si hay relación entre síndrome burnout y resiliencia con las variables sociodemográficas.

VI. MATERIAL Y METODOS

i.Diseño del estudio

Se llevó a cabo un estudio descriptivo transversal.

ii.Participantes

Los sujetos a estudio fueron personal de enfermería (enfermeros/as) que trabajan en las unidades de hospitalización del Hospital Central de Asturias (HUCA).

- **Criterios de inclusión y exclusión**

  o Inclusión:

    - Ser enfermera o auxiliar de enfermería en las unidades de hospitalización del Hospital Central de Asturias.

    - Aceptación y firma de consentimiento informado (Anexo i).

    - Completar al menos el 80% de los cuestionarios proporcionados.

  o Exclusión

    - No pertenecer a las unidades de hospitalización del centro a estudio.

    - No voluntariedad a responder el cuestionario.

    - No serán válidas las encuestas con una cumplimentación menor del 80%.

iii. Variables

- Variables sociodemográficas:

Edad: variable cuantitativa politómica ordinal.

Sexo: variable cuantitativa dicotómica ordinal categorizada en:

1.Hombre

2.Mujer

Estado civil: cuantitativa politómica ordinal categorizada en:

1.Soltero

2.Casado/En pareja

3.Divorciado

4.Viudo

Nº de hijos: variable cuantitativa discreta.

Años de experiencia: variable cuantitativa discreta (en años).

Antigüedad en el servicio: variable cuantitativa continua (en años).

Situación laboral: variable cuantitativa politómica ordinal categorizada como:

1.Plaza en propiedad

2.Interinidad

3.Eventual

Turno de trabajo: variable cuantitativa politómica ordinal categorizada como:

1.Mañana (M)

2.Tarde (T)

3.Mañana/Tarde (M/T)

4.Mañana/Tarde/Noche (M/T/N)

Unidad de hospitalización: variable cuantitativa dicotómica ordinal categorizada como:

1.Medica (Medicina interna, Cardiologia, Neumología,Pediatria, Digestivo).

2.Quirúrgica(Cirugia general, Traumatologia, Cirugia plastica).

    o **Variables de medida:**

Resiliencia: se categorizará como:

-     Variable cuantitativa, atendiendo a la puntuación total obtenida mediante la suma del total de los ítems.

-     Variable cualitativa politómica ordinal atendiendo a los valores.

1.Satisfación personal

2.Ecuanimidad

3.Sentirse bien solo

4.Confianza en sí mismo

5.Perseverancia

-     Variable cualitativa politómica ordinal atendiendo a los niveles de resiliencia:

1. >145 niveles de resilliencia moderadamente alta.

2. 125-145 niveles de resiliencia moderadamente bajos a moderados.

3. <120 poca capacidad de resiliencia.

Sindrome Burnout: se categorizará como:

-     Variable cuantitativa, según la puntuación total obtenida al sumar las puntuaciones de la totalidad de los ítems.

- Variable cualitativa politómica ordinal atendiendo a:

1. Agotamiento emocional

2. Despersonalización

3. Realización personal

- Variable cualitativa dicotómica ordinal atendiendo a:

1. Si burnout: puntuaciones alta de Agotamiento emocional y Despersonalización y baja en Realización personal.

2. No burnout: en caso contrario al anterior.

iv. Instrumentos

- **Cuestionario de variable sociodemográficas y variables relacionadas con el trabajo**

Este cuestionario (Anexo ii) recoge algunas de las variables mas utilizadas en estudios previos y por ello permitirá obtener información relevante para el estudio.

- **Maslach Burnout Inventory (MBI)**[42]

Se utilizará el cuestionario MBI (Anexoiii) en su versión traducida al castellano, validada para población española por Seisdedos en 1997 y que ha sido utilizada en númerosas investigaciones.

Esta escala tiene una alta consistencia interna medida con el alpha de Cronbach obteniéndose unos valores de: 0,9089 para cansancio emocional; 0,7532 para despersonalización; 0,8133 para la realización personal y 0,6870 para Burnout y una fiabilidad cercana al 90%.

Compuesta por 22 ítems en forma de afirmaciones en escala tipo Likert a cerca de los sentimientos y actitudes del profesional en su trabajo y hacia los pacientes y tiene como finalidad medir el desgaste profesional.

Los profesionales, deben valorar con una puntuación de 0-6 la frecuencia con la que experimentan las situaciones reflejadas en los ítems siendo:

- 0- Nunca

- 1- Alguna vez

- 2- Alguna al mes o menos

- 3- Algunas veces al mes

- 4- Una vez a la semana

- 5- Varias veces a la semana

- 6- A diario

Se realiza en 10-15 minutos y mide las tres dimensiones del burnout en subescalas:

- o **Cansancio o agotamiento emocional (AE):**se recoge mediante 9 ítems (1,2,3,6,8,13,14,16 y 20), con cuatro posibilidades de respuesta. Hace referencia a la disminución o pérdida de recursos emocionales, saturación o cansancio emocional en el trabajo. Su puntuación es directamente proporcional a la intensidad del síndrome , es decir, cuanto mayor es la puntuación en esta subescala mayor es el agotamiento emocional y nivel de burnout experimentado por el sujeto.

- o **Despersonalización (DP):** se recoge mediante 5 ítems (5,10,11,15 Y 22) valoradas igual que la dimensión anterior y valora el grado en que se reconoce una respuesta fría e impersonal, falta de sentimientos e insensibilidad hacia los sujetos objeto de atención. Cuanto mayor es la puntuación en esta subescala mayor es la despersonalización y el nivel de bournout experimentado por el sujeto.

o **Realización personal (RP):** los logros personales se recoge mediante 8 ítems (4,7,9,12,17,18,19 y 21), con las mismas condiciones que la anterior.se describen sentimientos de competencia y eficacia en el trabajo.cuanto mayor es la puntuación en esta subescala mayor es la realizacion personal y menos está afectado el sujeto.

A la hora de intrepretar los datos se deben tener en cuenta las escalas de *Agotamiento emocional y Despersonalización*, las puntuaciones altas corresponden a altos sentimientos de estar quemado, en la subescala de *Realización personal* ocurre a la inversa: bajas puntuaciones corresponden a altos sentimientos de quemarse.

Los valores de cada subescala (AE, DP y RP), se obtienen sumando la puntuación de cada ítem, y de esta se categorizará en niveles de bajos, medio o altos las puntuaciones de:

- AE: bajo <19; medio 19-26 ; alto >27 .Puntuacion máxima de 54.

- DP: bajo <8; medio 9- 2 ; alto> 13.Puntuacion máxima de 30.

- RP: bajo <16; medio 17-22; alto >23.Puntuacion máxima de 48.

Sumando las puntuaciones de las 3 subescalas, se considera que las puntuaciones de MBI son:

- Bajas: entre 1 y33.

- Medias: entre 34 y 66.

- Altas: entre 67 y 99.

Aunque no hay puntuaciones de corte a nivel clínico para medir la existencia o no burnout, altas puntuaciones de AE y DP y bajas de RP definen el síndrome.

- **Escala de Resilencia de Wagnild & Young**[43]

Esta escala (Anexo iv) mide el grado de resiliencia individual y fue elaborada por Wagnilg & Young en 1993.La española fue realizada por Heileman, Lee & Kyry en 2003.

Consta de 25 ítems, que el sujeto a estudio señala, en una escala tipo likert de 7 puntos, donde 1 es un desacuerdo, y un máximo de acuerdo es 7.

Esta escala a vez está dividido en dos dimensiones:

✓ Competencia personal (17 ítems) que indica: autoconfianza, independencia, decisión, invencibilidad, poderío, ingenio y perseverancia.

✓ Aceptación de uno mismo y de su vida (8 ítems) que indica: adaptabilidad, flexibilidad y una perspectiva de vida estable junto con un sentimiento de paz a pesar de la adversidad.

Estas dos dimensiones incluyen características de la resiliencia, como son:

- satisfación personal ítems 16,21,22,25 (4 ítems)

- ecuanimidad ítems 7,8,11,12 (4 ítems)

- sentirse bien solo ítems 3,5,19 (3 ítems)

- confianza en uno mismo ítems 6,9,10,13,17,18,24 (7 ítems)

- perseveranciaítems1,2,4,14,15,20,23 (7 ítems).

La puntuación total se obtiene de la suma de la puntuación de cada uno de los ítems oscilando entre 25-175 puntos, correspondiendo altas puntuaciones a una mayor resiliencia.

* >145 - niveles de resilliencia moderadamente alta.

* 125-145 - niveles de resiliencia moderadamente bajos a moderados.

* <120 - poca capacidad de resiliencia.

La consistencia interna de esta escala es adecuada, siendo alpha Cronbach de 0.94 para el total de la escala y 0.9 y 0.8 para cada uno de los factores (competencia personal y aceptación de uno mismo y su vida) respectivamente, lo que indica una consistencia interna excelente con respecto a cada uno de los factores. Todo esto sugiere que la escala es confiable.

v. Procedimiento

En primer lugar se solicitaron todos los permisos necesarios para la realización del estudio y que fueron los siguientes:

- Solicitud al Comité Ético de Investigación Regional del Principado de Asturias (En el Anexo v se presenta el informe favorable del Comité de Ética).

- Solicitud de Dirección de Enfermería de SESPA.

Una vez adquiridos los permisos comenzaremos a la entrega de los cuestionarios junto, con el consentimiento informado en un sobre. El investigador será el encargado de recoger los cuestionarios y aclarar las dudas que se presenten.

vi.Plan de análisis

Para el análisis de los datos se utilizó el programa estadístico Statistical Package for the Social Science (SPSS) versión 22.0.

Para estudiar la relación de los niveles de resiliencia y síndrome de burnout, se utilizó la prueba Anova (NIVELES DE RESILIENCIA-AE/DP/RP).

Posteriormente para estudiar la relación entre resiliencia o burnout y las variables sociodemográficas, así como para estudiar la influencia de estas variables en cada una de las dimensiones, se utilizarón diferentes pruebas como Chi-cuadrado; r-Pearson ; U-de Mann Whithey y Anova en función de la categorización de las variables.

vii. Limitaciones

La limitación más importante será la fidelidad y veracidad de los datos, por tratarse de un trabajo con un componente subjetivo importante.

Sesgo de no respuesta o efecto del voluntario. El grado de interés o motivación que pueda tener el profesional que participa voluntariamente en una investigación.

Otra limitación la constituye el tamaño de la muestra, por poca participación del personal.

Por último debemos señalar, que puede darse un sesgo de confusión debido a errores o malas interpretaciones del cuestionario.

VII.RESULTADOS

i. Resultados descriptivos

En las siguientes tablas se presentan los estadísticos descriptivos obtenidos para cada una de las variables sociodemográficas estudiadas.

- **Sexo**:

La primera variable estudiada es el sexo. Esta variable ha sido cumplimentada por los 134 profesionales encuestados. Siendo el 18,7% hombres y el 81,3% mujeres.

- **Edad:**

La edad media fue de 42,63 años con una desviación típica de 11,929.

- **Estado civil:**

El 29,1% de los profesionales están solteros, 51,5 % casados o viven en pareja, un 14,2 % divorciados y solo un 5,2 % viudos.

- **Nºde hijos:**

El 43,3% de los profesionales no tienen hijos frente al 56,8% que tienen un hijo o más de uno.

- **Años de experiencia y antigüedad en el servicio:**

Tabla 1. Años de experiencia y antigüedad en el servicio

Estadísticos descriptivos					
	N	Mínimo	Máximo	Media	Desviación estándar
ANTIGUEDAD SERVICIO	131	,00	39,17	6,7675	8,17516
EXPERIENCIA PROFE-SIONAL	131	,00	46,00	16,5340	12,15789
N válido (por lista)	129				

- **Turno de trabajo:**

Tabla 2. Turno de trabajo

Estadísticos descriptivos					
	N	Mínimo	Máximo	Media	Desviación estándar
TURNO DE TRABAJO	134	1	6	3,49	1,249
N válido (por lista)	134				

- **Tipo de contrato:**

Tabla 3. Tipo de contrato

		Frecuencia	Porcentaje	Porcentaje válido	Porcentaje acumulado
Válido	PLAZA FIJA	50	37,3	37,9	37,9
	INTERINA	30	22,4	22,7	60,6
	EVENTUAL	52	38,8	39,4	100,0
	Total	132	98,5	100,0	
Perdidos	Sistema	2	1,5		
Total		134	100,0		

Gráfico 1. Tipo de contrato

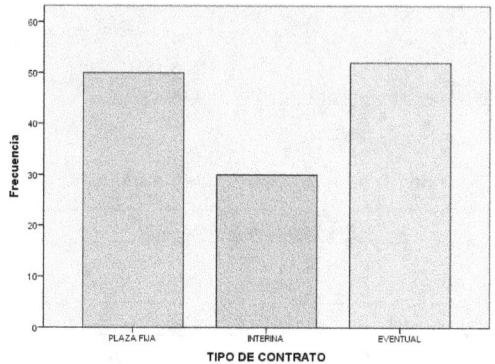

- **Unidad de hospitalización:**

El 62,1% de los profesionales sanitarios pertenecen a una unidad de hospitalización médica y el 37,9% a una unidad de hospitalización quirúrgica.

- **Resiliencia:**

De los 146 encuestados solo contestaron 134 siendo un 44,70 % poca capacidad de resiliencia, un 39,39 % moderada-baja capacidad de resiliencia y con un 15,91 % moderada-alta capacidad de resiliencia.

Gráfico 2. Nivel de resiliencia

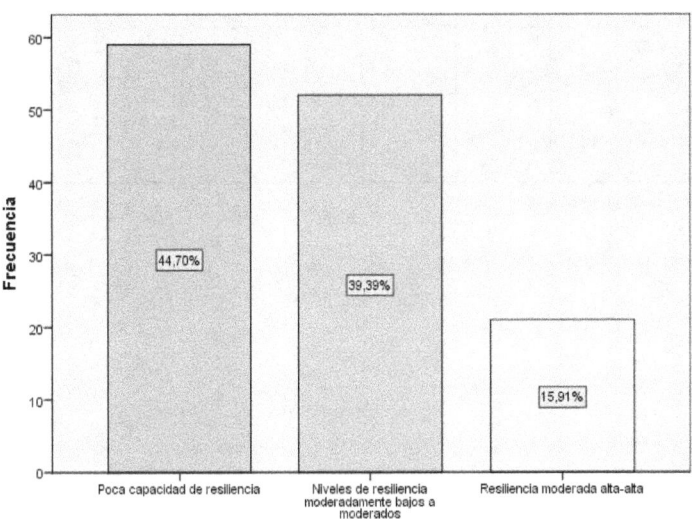

- **Síndrome Burnout:**

Tabla 4. Puntuación total burnout

Estadísticos descriptivos

	N	Mínimo	Máximo	Media	Desviación estándar
PUNTUACIÓN TOTAL DE BURNOUT	133	19	138	77,57	17,740
N válido (por lista)	133				

Tabla 5. Puntuación burnout

Estadísticos descriptivos

	N	Mínimo	Máximo	Media	Desviación estándar
Agotamiento emocional (Burnout)	133	8	60	33,51	11,430
Despersonalización (Burnout)	133	0	30	10,54	7,135
Logros personales (Burnout)	133	6	48	33,55	8,169
N válido (por lista)	133				

ii. Resultados comparativos

Para estudiar la relación entre resiliencia o burnout y las variables sociodemográficas, así como para estudiar la influencia de estas variables en cada una de las dimensiones se utilizaron diferentes pruebas como Chi-cuadrado; r-Pearson; U-de Mann Whithey y Anova en función de la categorización de la variable.

- **Resiliencia-Sexo**

Para obtener si existe relación entre niveles de resiliencia y sexo se realizó la prueba de la Chi-cuadrado y no se encontró significación estadística (p=0,387).

Gráfico 3. Resiliencia-Sexo

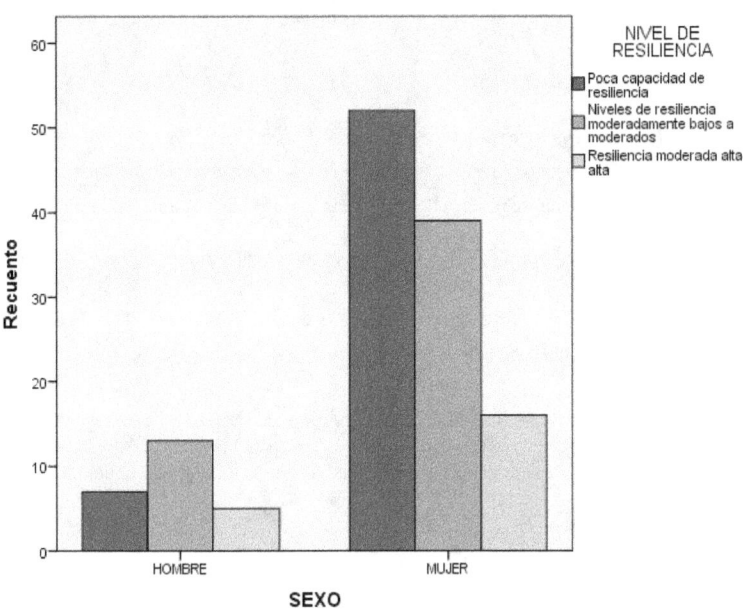

- **Resiliencia-Edad**

Posteriormente, comparamos la variable resiliencia y edad para ver si existe relación y se ha realizado un Anova y no hay significación por debajo de $p < 0,05$. No es estadísticamente significativo ($p = 0,171$).

- **Resiliencia-Unidad de hospitalización**

No existe relación entre niveles de resiliencia y unidad de hospitalización. No es estadísticamente significativo ($p = 0,34$).

- **Resiliencia-Turno de trabajo**

No es estadísticamente significativo (p=0,61) por lo que no se encontró relación entre los niveles de resiliencia y turno de trabajo.

- **Resiliencia-Tipo de contrato**

No se encontró relación entre niveles de resiliencia y el tipo de contrato, se ha realizado la prueba de la Chi-cuadrado. No diferencias estadísticamente significativas (p= 0,550).

- **Síndrome Burnout-Sexo**

Posteriormente para estudiar la relación entre síndrome de burnout y el sexo se utilizó la U-de Mann Whithey. El resultado no es significativo por lo que no hay relación entre el burnout y el sexo (p= 0,657).

- **Síndrome Burnout -Edad**

Se ha llevado a cabo una r-Pearson para ver si existe relación entre agotamiento emocional-edad; despersonalización-edad; logros personales-edad, pero la significación fue por debajo de p<0,05.

Tabla 6. Síndrome burnout –Edad

		Agotamiento emocional (Burnout)	Despersonalización (Burnout)	Logros personales (Burnout)	EDAD
Agotamiento emocional (Burnout)	Correlación de Pearson	1	,470**	,035	,014
	Sig. (bilateral)		,000	,688	,872
	N	133	133	133	131
Despersonalización (Burnout)	Correlación de Pearson	,470**	1	-,121	-,171
	Sig. (bilateral)	,000		,165	,051
	N	133	133	133	131
Logros personales (Burnout)	Correlación de Pearson	,035	-,121	1	,124

	Sig. (bilateral)	,688	,165		,157
	N	133	133	133	131
EDAD	Correlación de Pearson	,014	-,171	,124	1
	Sig. (bilateral)	,872	,051	,157	
	N	131	131	131	132

**. La correlación es significativa en el nivel 0,01 (2 colas).

- **Síndrome Burnout -Unidad de hospitalización**

Posteriormente analizamos si existe relación entre burnout y la Unidad de hospitalización. No hay significación por debajo de $p < 0.05$ (p=0, 489), por lo que no es estadísticamente significativo.

- **Síndrome Burnout -Turno de trabajo**

Después de la realización de la U-de Mann Whithey, se observa que no existe relación entre burnout y el turno de trabajo. No hay significación por debajo de $p < 0.05$ (p=0, 667).

- **Síndrome Burnout -Tipo de contrato**

Se observa que no existe relación entre burnout y el tipo de contrato. No hay significación por debajo de $p < 0.05$ (p=0,648).

- **Síndrome Burnout –Resiliencia**

Para observar si se ha cumplido el objetivo general, se ha llevado a cabo la realización de un Anova para comparar si hay relación entre nivel de resiliencia y síndrome de burnout.

Tabla 7. Resiliencia-Síndrome burnout

ANOVA

		Suma de cuadrados	gl	Media cuadrática	F	Sig.
Agotamiento emocional (Burnout)	Entre grupos	1287,224	2	643,612	5,359	,000
	Dentro de grupos	15491,769	129	120,091		
	Total	16778,992	131			
Despersonalización (Burnout)	Entre grupos	804,249	2	402,125	8,780	,000
	Dentro de grupos	5908,266	129	45,801		
	Total	6712,515	131			
Logros personales (Burnout)	Entre grupos	1071,062	2	535,531	8,942	,000
	Dentro de grupos	7725,869	129	59,890		
	Total	8796,932	131			

Existe relación entre niveles de resiliencia y síndrome de burnout, el análisis realizado concluye una significación menor a $p < 0,05$.

Gráfico 4. Resiliencia-Síndrome burnout

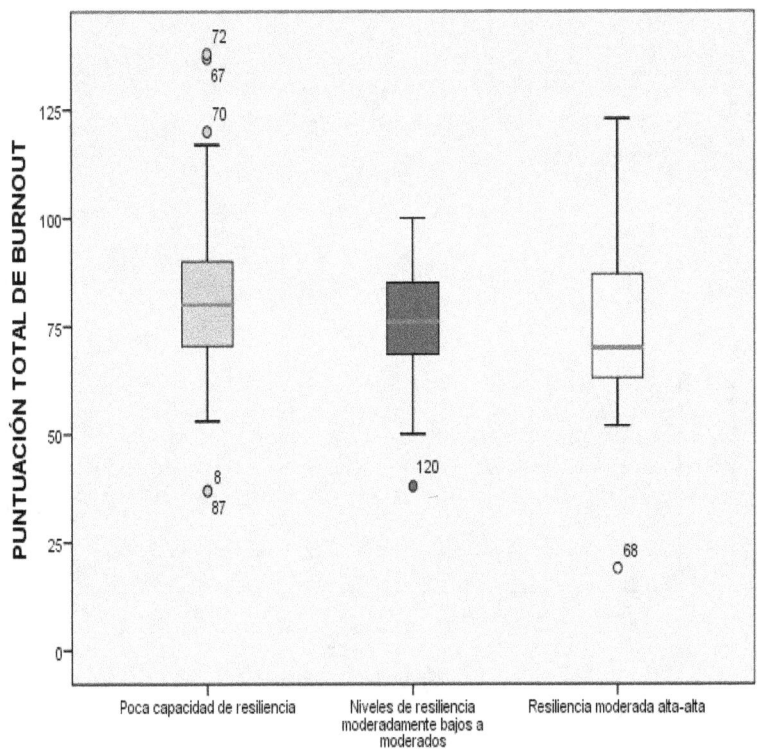

NIVEL DE RESILIENCIA

Gráfico 5. Resiliencia-Agotamiento emocional

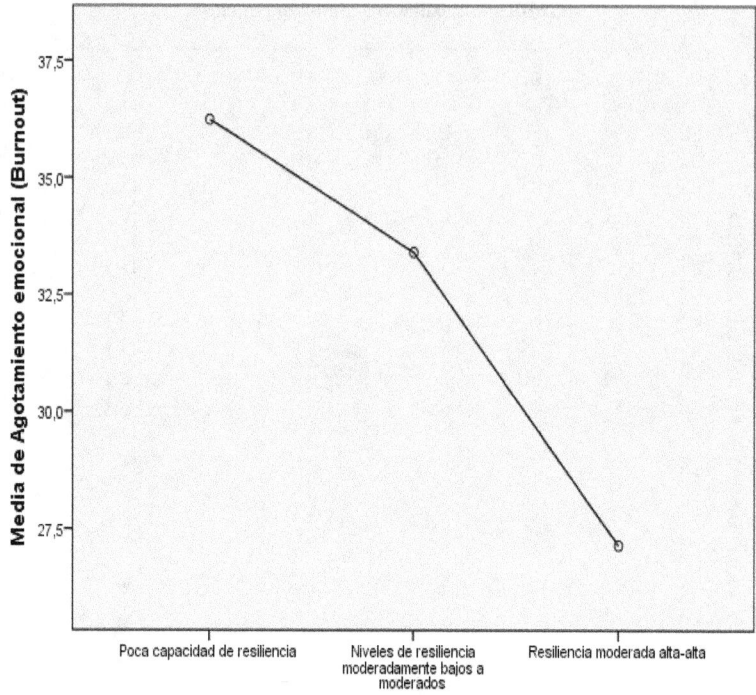

Gráfico 6. Resiliencia-Despersonalización

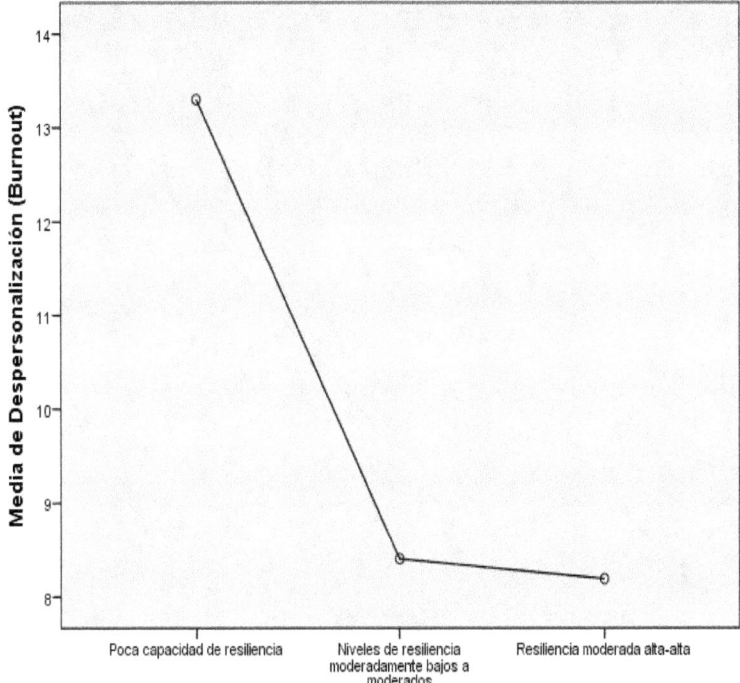

Gráfico 7. Resiliencia-Logros personales

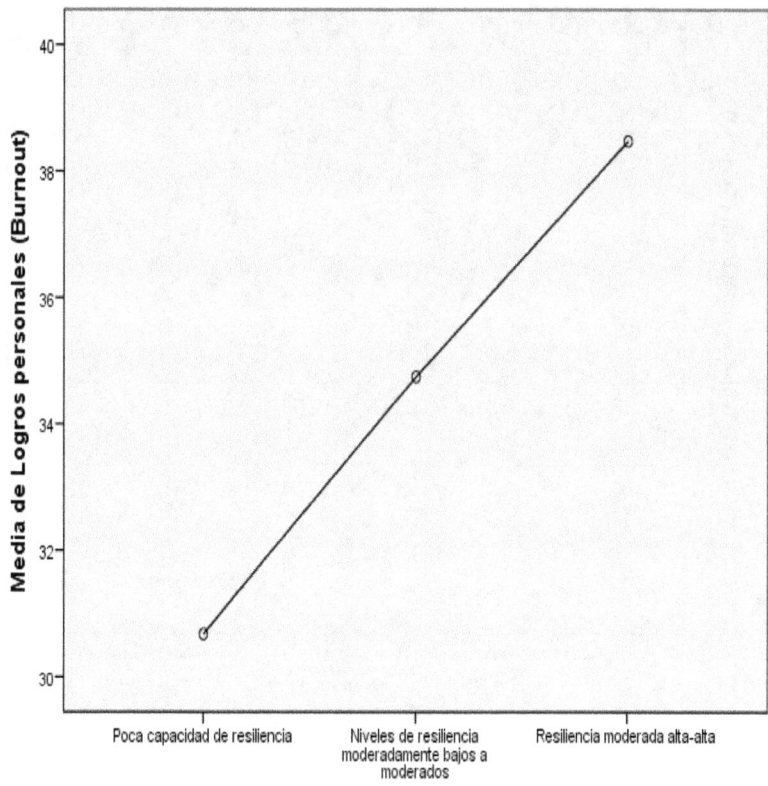

NIVEL DE RESILIENCIA

VIII. DISCUSIÓN

De los 134 estudiados la tasa de respuesta fue alta con un 89,1% en todas las variables a estudio, siendo similar a otros estudios[44-45]con un 77,57%.

En relación con el sexo, edad, categoría profesional, turno de trabajo, tipo de contrato, unidad de hospitalización no son estadísticamente significativas. Por lo que se concluye que no hay una influencia con los niveles de resiliencia y síndrome de burnout. Estos resultados coinciden con multitud de estudios que expresan la falta de consenso a la hora de configurar el perfil epidemiológico del síndrome de burnout [46-49]

Se observó tras el análisis de resultados *(Grafico 2)* que un 44,70% del personal sanitario tiene poca capacidad de resiliencia, un 39,39% moderada capacidad de resiliencia y un 15,91% alta capacidad de resiliencia.

En referencia al síndrome de burnout, teniendo en cuenta que la media es de 77,57 con una desviación típica de 17,74 *(Tabla 4)* se puede decir que el nivel de burnout es alto. Y las puntuaciones de corte a nivel clínico *(Tabla 5)* de agotamiento emocional se categorizará como un nivel alto (33,51 desv.Tip. 11,43), despersonalización nivel moderado (10,54 desv.Tip. 7,13) y logros personales nivel alto (33,55 desv.Tip. 8,16).Los resultados obtenidos vienen a ser similares a otros estudios[50-54]y de manera coincidente a estudios anteriores, en referencia a la dimensión de agotamiento emocional la que aglutina la mayor frecuencia/incidencia entre las tres dimensiones que configuran el cuadro sintomático del burnout.

Se puede observar tras el análisis de las variables, que la resiliencia tiene la media más alta en el nivel de poca capacidad de resiliencia siendo también la mayor de puntuación de burnout.

Tras el análisis de los cortes a nivel clínico del Síndrome de burnout se observa que existe relación entre poca capacidad de resilencia y puntuaciones altas de agotamiento emocional y despersonalización. También hay que hacer referencia a la relación existente entre moderada-alta capacidad de resilencia y logros personales, siendo similar a otros estudios revisados en la bibliografia [57].

Los resultados demuestran que niveles bajos de resiliencia están relacionados con niveles más altos de burnout, situación que coincide con la literatura revisada[55-56].

IX.CONCLUSIONES

- Existen niveles de resiliencia y síndrome de burnout en el personal de enfermería de las unidades de hospitalización del Principado de Asturias.

- Existe una relación entre poca capacidad de resiliencia y niveles altos de burnout.

- Hay relación entre poca capacidad de resilencia y puntuaciones altas de corte a nivel clínico de agotamiento emocional y despersonalización.

- Existe relación entre moderada-alta capacidad de resilencia y logros personales.

- Las variables sociodemográficas a estudio no influyen en los niveles de resiliencia o burnout.

X.BIBLIOGRAFÍA

1. Selye H. The general adaptation syndrome and the diseases of adaptation. J Clin Endocrinal. 1946; 6: 117-184.

2.Gil Monte. Falta de reciprocidad en los intercambios sociales como antecedente del "síndrome quemarse por el trabajo"(burnout) en profesionales de enfermería. Revista de Psicología Social Aplicada.2001;11 (1) 21-31.

3.Lazarus R, Folkman S.Estres y procesos cognitivos.Barcelona: Martinez Roca; 1986.

4.Rout U., Rout J.Stress management for primary haelth care professionals.Hingham MA; Kluwer Academic Publishers, 2002.

5.Carmona F, Sanz L, Marín D. Relaciones entre el Síndrome de burnout en profesionales de enfermería; Factores sociodemográficos y reactividad al estrés. Enferm Científ.2002; 238-239: 33-39.

6. Albaledejo R., Villanueva R., Ortega P., Anastasio P., Calle M. y Dominguez V. Sindrome burnout en el personal de enfermería de un hospital de Madrid. Revista Española Salud pública.2004; 78(4): 505-516.

7.Martin P, Slanova M, Peiró J.El estrés laboral: ¿un concepto cajon desastre?Proyecto social: Revista de relaciones laborales. 2003; 1(11): 167-185.

8.Casas J, Repullo JR, Lorenzo S. Estrés laboral en el medio sanitario y estrategia adaptativas de afrontamiento.Rev. Calidad asistencial. 2002; 17(4): 237-246.

9.Mingote Adan C, Antón A.Estrés del médico. Madrid: Ed. Díaz Santos; 1999. ISBN: 84-7989-407-5.

10. Mingote Adan C, Moreno B, Gálvez M. El desgaste del médico. Madrid: Ed.Díaz Santos 2009.ISBN: 978-84-7978-919-0.

11.Mingote Adan C, Galvéz Herrer. El estrés del médico. Más dermatología. 2011; 15:16-19.Doi:10.5538/1887-5181.2011.15.16.

12.Martín Arribas MC. Estrés relacionado con el trabajo (modelo de demanada-control-apoyo social) y alteraciones en la salud: una revisión de la evidencia existente. Enfermeria intensiva. 2007; 18(4): 168-81.

13.López JA, Pérez F. ¿De qué estrés hablan los estudios sobre su medida en enfermeria? Resultados apartir de una revision bibliográfica (1980-2003). Revista de Psicología del trabajo y de las Organizaciones. 2004; 20(1): 65-75.

14. García Vázquez D, Sánchez Fernández MD, Fernández Varela M, González García A, Conde Fernández JM. "Identificación de estresores por enfermeras de atención especializada. Enfermería Clínica 2001; 11(2): 65-71

15.Más R, Escriba V, Cadenas M. Estresores laborales percibidos por el personal de enfermería hospitalario: un estudio cualitativo. Prevención Riesgos Laborales. 1999; 2(4): 159-167.

16.Casas J, Repullo JR, Lorenzo S. Estrés laboral en el medio sanitario y estrategias adaptativas de afrontamiento.Revista Calidad Asistencial. 2002; 17(4): 237-46.

17.Ríos Risquez MI, Godoy Fernández C, Peñalver Hernández F, Alonso Tovar AR, López Alcarez F, Lopez Romera A. et al. Estudio comparativo del burnout en persnal de enfermería de Cuidados Intensivos y Urgenciase. NFERM Intensiva.2008; 19(1): 2-13.

18.Santana Cabrera L, Hernández Medina E, Eugenio Robaina P, Sánchez-Placios M, Pérez Sánchez R, Falcón Moreno R. Sindrome de burnout entre el personal de enfermería de una unidad de cuidados intensivos y el de las plantas de hospitalización.Enferm Cin.2009; 19(1): 31-34.

19.Simón García MJ, Blesa Malpica AL, Bermejo Pablos C, Calvos Gutierro MA, De Enterria Pérez CG. Estresores laborales y satisfación en la enfermería de una unidad de críticos.Enferm Intensiva 2005; 16(1): 3-14.

20.Fernandez López JA, Fernández Fidalgo M, Martín Payo R, Rodel A. Estrés laboral y calidad de visa en sanitarios de Atención Primaria. Atención Primaria. 2001; 39(8): 425-31.

21.Bernaldo de Quiró Arangón M, Labrador Encinas FJ. Fuentes de estrés laboral en los servicios de urgencia de atencion prmaria.Atención Primaria. 2008; 40(2): 101-6.

22.Martín Payo R, Fernández Fidalgo E, Hernández Mejía R, Fernandez López JA. Evaluación del grado de estrés laboral en los profesionales sanitarios de los centros de salud de Área IV de Asturias. Aten Primaria. 2005; 36 (8):467-470.

23.Yegler Velasco MC, Diez Fernández T, Gómez González JL, Carrasco Fernández B, Miralles Sangro T, Gómez Carrasco JA. Identificación de los estresores laborales en el personal sanitario enfermero de una urgencia hospitalaria. Sociedad Española de Enfermería de Urgencias y Emergencias[Internet]. 2003; [acceso 1 mayo 2015]; 16.Disponible en:www.enfermeriadeurgencias.com/ciber/PRIMERA_EPOCA/2003/octubre/estresores.htm.

24.Schüller Prieto MC, Isaac Pérez MD. Identificación de estresores y estrategias de afrontamiento del personal de enfermería en unidades de hospitalización psiquiátrica de agudos. ANESM[Internet]. 2003 [acceso en 15 Mayo 2015]. Disponible en: www.anesm.net/contents/pianesm.php.

25.Zambrano G.Estresores en las Unidades de Cuidados Intensivos.Revista Aquichan.2006; 6 (1):156-169.

26.Freudenberg H. Staff Burn-Out. Journal of Social Issues. 1974; 30(1): 159-166.

27.Maslach C. Burned-out. Human Behavior. 1976; 9(5): 16-22.

28.Edelwich J, Brodsky A. Burnout: stages of disillusionment in helping professions. Nueva York: Human Services Press; 1980.

29.Pines A, Aronson E, Kafry DP. Burnout: From tedium to personal growth. New York: Free Press; 1981.

30. Maslach C, Jackson SE. Burnout in health profession:A social psychological analysis. En: Sanders G, Suls (Eds).Social psychology of health and illness. Hillsdale, N: Erlbaum; 1982.

31.Ferrer R. Burnout o síndrome de desgaste profesional. Med Clin (Barc) 2002; 119(13): 495-496

32.Gil-Monte P. El síndrome de quemarse por el trabajo (Síndrome de burnout) en profesionales de enfermería. Revista Electrónica Internacional Psy.2003; 1 (1):19-33 [Internet]. Acceso a 15 de Mayo 2015. Disponible en: http://www.bvsde.opoms.org/bvsacd/cd49/artigo3.pdf.

33.Melillo A. Sobre resiliencia: El pensamiento de Boris Cyrulnik. Perspectivas Sistemáticas. [Internet].2005. Disponible en: http://www.redsistemica.com.ar/melillo.htm.

34.Manciaux M, Vanistendael S (comp). La resiliencia en lo cotidiano. La resiliencia: resistir y rehacerse. Barcelona: Gedisa; 2003. p. 17-21-23-103-105.

35.Walsh F. Resiliencia familiar. Buenos Aires: Amorrortu; 2004. p. 396-397.

36. Grotberg E. Descubriendo las propias fortalezas. Buenos Aires: Paidós; 2001. p. 23-25.

37.Melillo A, Suárez N, Ojeda E (comp). Resiliencia descubriendo las propias fortalezas. Buenos Aires: Paidós; 2001. p. 35-41.

38. Luthar, S. S., Cicchetti, D. Becker, B. (2000). The Construct of Resilience: Critical Evaluation and Guidelines for Future Work. Child Development; 71: 543-562.

39. Potter PA, Perry AG. Fundamentos de enfermería: teoría y práctica. 3ª ed. Madrid: Mosby/Doyma; 1996. p. 1267.

40. Grotberg E. Descubriendo las propias fortalezas. Buenos Aires: Aidós; 2001.p.23-25.

41. Manciaux M, Vanistendael S (comp). La resiliencia: estado de la cuestión. La resiliencia: resistir y rehacerse. Barcelona: Gedisa; 2003. p. 23.

42. Maslach C, Jackson SE. MBI: Maslach Burnout Inventory. Manual. Palo Alto; California: University of California. Consulting Psychologists Press. 1981

43. Wagnild GM, Young HM. Development and psychometric validation of the Resilience Scale. J Nurse Meas.1993; 1(2): 165-178.

44. Ríos Rísquez MI, Peñalver Hernández F, Godoy Fernández C. Burnout y salud percibida en profesionales de enfermería de Cuidados intensivos. Enferm Intensiva. 2008; 19(4): 169-178.

45.Solano Ruiz MC, Hernández Vidal P, Vizcaya Moreno MF, Reig Ferrer A. Síndrome burnout en profesionales de enfermería de Cuidados intensivos. Enferm Intensiva. 2002; 13(1): 9-16.

46.García Izquierdo M, Sáez Navarro MC, Llor Esteban B. Burnout, satisfacción laboral y bienestar en personal sanitario de salud mental. Revista de psicología del trabajo y de las organizaciones. 2000; 16(2):215-228.

47.Gil-Monte P, Peiró JM. Desgaste Psíquico en el trabajo: el síndrome de quemarse. Madrid: Síntesis, S. A. 1997.

48.Hidalgo I, Díaz RB. Estudio de la influencia de los factores laborales y sociodemográficos en el desarrollo del síndrome de agotamiento profesional en el área de medicina especializada del INSALUD de Avila. Med Clinica (Barc).1994; 103: 408-12.

49. Moreno B, Peñacoba C. El estrés asistencial en los servicios de salud, en Manual de psicología de la salud: Fundamentos, metodología y aplicaciones. Madrid: Biblioteca Nueva, S. L. 1999. Cap. 24: 739-759.

50. Ríos Riesquez MI, Peñalver Hernández F, Godoy Fernández C. Burnout y salud percibidos en una muestra de enfermería de cuidados intensivos. Enferm Intensiva. 2008; 19(4): 169-78

51. López-Soriano F, Bernal L. Prevalencia y factores asociados con el síndrome de burnout en enfermería de atención hospitalaria. Calidad asistencial. 2002; 17(4): 201-205.

52.Máximo J, Avalos F, Jiménez I. Burnout en enfermería de atención hospitalaria. Enfermería Clínica. 2005; 15(5): 275-282

53. Rodríguez FJ, Blanco MA, Pérez SI, Romero L, Gayoso P. Relación de la calidad de vida profesional y el burnout en médicos de atención primaria. Atención primaria. 2005; 36(8): 442-447.

54. Sos Tena P, Sobrequés Soriano J, Segura Bernal E, Manzano Mulet E. Desgaste profesional en los médicos de Atención primaria de Barcelona. Medifam.2002; 12(10): 513-519.

55. Menenzes de Lucena VA, Fernández B, Hernández L, Ramos F, Contador I. Resiliencia y modelo burnout-engagement en cuidadores formales de ancianos. Psicothema. 2006; 18(4): 791-796.

56.Ríos Rísquez MI, Carrillo García C, Tebar S, de los Ángeles. Resiliencia y Síndrome burnout en estudiantes de enfermería y su relación con la variables sociodemográficas y de relación interpersonal. IJPR.2012; 5(1): 88-95.

57.Virginia A., Menezes de Lucena C., Bernardino F., Lorenzo H., Francisco R., Israel C. Resiliencia y el modelo burnout-engagement en cuidadores formales de ancianos. Universidad Federal de Paraiba (Brasil) y Universidad de Salamanca.2006;18(4):791-796

XI.ANEXOS

Anexo i. Consentimiento informado

CONSENTIMIENTO INFORMADO

TITULO DEL ESTUDIO: RESILIENCIA Y SINDROME DE BURNOUT DEL PERSONAL DE ENFERMERÍA EN EL HOSPITAL CENTRAL DE ASTURIAS

En qué Consiste:

* El estudio consiste en una investigación sobre la *resiliencia y Síndrome de burnout* en personal de enfermería que trabaja en unidades de hospitalización de Hospital Centra de Asturias.

* Se utilizarán escalas y cuestionarios validados, adaptados a población española a todos los enfermeros/as, que será autoaplicada y auxiliada por el investigador principal.

* Toda la información recogida se mantendrá de forma confidencial

YO... (Nombre y Apellidos)

He recibido información sobre el citado estudio y he podido hacer preguntas sobre el mismo, de tal manera que juzgo que he recibido suficiente información al respecto

Comprendo que la participación es voluntaria y que puedo retirarme del estudio

☐ Cuando quiera

☐ Sin tener que dar explicaciones

☐ Sin repercusiones en el proceso de atención

Firma del Participante

Fecha   /   /

Anexo ii.Hoja de cuestionarios de las variables a estudio

Pedimos su colaboración para llevar a cabo un estudio de investigación, cuyos objetivos son conocer el nivel de **Resiliencia y Síndrome de Burnout** en Enfermeras de unidades de hospitalización del hospital Central de Asturias. Para ello utilizaremos una serie de escalas y nos gustaría contar con su colaboración. Muchas gracias.

HOJA DE REGISTRO DE DATOS

CÓDIGO

1.-TIPO DE CONTRATO

N_A Plaza en propiedad N_A Interinidad

N_A Eventual

2.-TURNO DE TRABAJO*

N_A M N_A T N_A M/T N_A M/T/N

N_A Otro

3.-EXPERIENCIA PROFESIONAL

_____ Años _____ Meses

4.-ANTIGÜEDAD EN EL SERVICIO

_____ Años _____ Meses

5.-SEXO

N_AMujer Hombre

6.-EDAD_____ Años

7.-ESTADO CIVIL

N_A Soltero N_A Casado/En pareja

N_A Divorciado N_A Viudo

8.-NÚMERO DE HIJOS _____

*M: tuno fijo de mañanas. T: turno fijo de tardes. M/T: turno rotatorio de mañanas y tardes. M/T/N: turno rotatorio de mañanas, tardes y noches.

Anexo iii. Escala de MASLACH

Escala de MASLACH

Deberá responder frente a cada una de estas afirmaciones, en función a la siguiente escala:
0=Nunca. 1=Pocas veces al año o menos. 2=Una vez al mes o menos. 3=Unas pocas veces al mes o menos 4=Una vez a la semana. 5=Pocas veces a la semana. 6=Todos los días.

	0	1	2	3	4	5	6
1. Me siento emocionalmente agotado por mi trabajo.							
2. Me siento cansado al final de la jornada de trabajo.							
3. Me siento fatigado cuando me levanto por la mañana y tengo que ir a trabajar.							
4. Comprendo fácilmente como se sienten los pacientes/ clientes.							
5. Trato a algunos pacientes / clientes como si fueran objetos impersonales.							
6. Trabajar todo el día con mucha gente es un esfuerzo.							
7. Trato muy eficazmente los problemas de los pacientes / clientes.							
8. Me siento "quemado" por mi trabajo.							
9. Creo que influyo positivamente con mi trabajo en la vida de las personas.							
10. Me he vuelto más insensible con la gente desde que ejerzo esta profesión / tarea.							
11. Me preocupa el hecho de que este trabajo me endurezca emocionalmente.							
12. Me siento muy activo.							
13. Me siento frustrado en mi trabajo.							
14. Creo que estoy trabajando demasiado.							
15. Realmente no me preocupa lo que le ocurre a mis pacientes / clientes.							
16. Trabajar directamente con personas me produce estrés.							
17. Puedo crear fácilmente una atmósfera relajada con mis pacientes / clientes.							
18. Me siento estimulado después de trabajar con mis pacientes / clientes.							
19. He conseguido muchas cosas útiles en mi profesión / tarea.							
20. Me siento acabado.							
21. En mi trabajo trato los problemas emocionales con mucha calma.							
22. Siento que los pacientes / clientes me culpan por alguno de sus problemas.							

Escala de resiliencia de Wagnild and Young

Marque con una **X** donde corresponda, teniendo en cuenta que: **1** (**no** estoy de acuerdo en absoluto) y **7** (estoy **de acuerdo totalmente**)

ÍTEMS	En desacuerdo					De acue
Cuando planeo algo lo realizo.	1	2	3	4	5	6
Generalmente me las arreglo de una manera u otra.	1	2	3	4	5	6
Dependo más de mí mismo que de otras personas.	1	2	3	4	5	6
Es importante para mí mantenerme interesado en las cosas.	1	2	3	4	5	6
Puedo estar solo si tengo que hacerlo.	1	2	3	4	5	6
Me siento orgulloso de haber logrado cosas en mi vida.	1	2	3	4	5	6
Usualmente veo las cosas a largo plazo.	1	2	3	4	5	6
Soy amigo de mí mismo.	1	2	3	4	5	6
Siento que puedo manejar varias cosas al mismo tiempo.	1	2	3	4	5	6
Soy decidida/o.	1	2	3	4	5	6
Rara vez me pregunto cuál es la finalidad de todo.	1	2	3	4	5	6
Tomo las cosas una por una.	1	2	3	4	5	6
Puedo enfrentar las dificultades porque las he experimentado anteriormente.	1	2	3	4	5	6
Tengo autodisciplina.	1	2	3	4	5	6
Me mantengo interesada/o en las cosas.	1	2	3	4	5	6
Por lo general, encuentro algo de qué reírme.	1	2	3	4	5	6
El creer en mí misma/o me permite atravesar tiempos difíciles.	1	2	3	4	5	6
En una emergencia soy una persona en quien se puede confiar.	1	2	3	4	5	6
Generalmente puedo ver una situación de varias maneras.	1	2	3	4	5	6
Algunas veces me obligo a hacer cosas aunque no quiera.	1	2	3	4	5	6
Mi vida tiene significado.	1	2	3	4	5	6
No me lamento de las cosas por las que no puedo hacer nada.	1	2	3	4	5	6
Cuando estoy en una situación difícil generalmente encuentro una salida.	1	2	3	4	5	6
Tengo la energía suficiente para hacer lo que debo hacer.	1	2	3	4	5	6
Acepto que hay personas a las que yo no le agrado.	1	2	3	4	5	6

Anexo v. Permiso del Comité de Ética

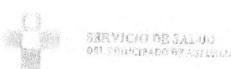

SERVICIO DE SALUD
DEL PRINCIPADO DE ASTURIAS

Comité de Ética de la Investigación del
Principado de Asturias
C/ Celestino Villamil s/n
33006 - Oviedo
Tfno: 985 10 73 37/985 10 50 20
e-mail: [illegible]

El Comité Ético de Investigación Clínica Regional del Principado de Asturias, ha revisado el Proyecto de Investigación 31/15, titulado:"RESILENCIA Y BOURNOUT EN PERSONAL SANITARIO DE ATENCIÓN ESPECIALIZADA DEL SERVICIO DE SALUD DEL PRINCIPADO DE ASTURIAS" Investigadora Principal Dña. Cristina Rilo Arango Trabajo Fin de Master.

El Comité ha tomado el acuerdo de considerar que el citado proyecto reúne las condiciones éticas necesarias para poder realizarse y en consecuencia emite su autorización.

Le recuerdo que deberá guardarse la máxima confidencialidad de los datos utilizados en este proyecto.

Fdo: Eduardo Arnáez Moral
Secretario del Comité Ético de Investigación
Clínica Regional del Principado de Asturias

SERVICIO DE SALUD
DEL PRINCIPADO DE ASTURIAS
COMITÉ DE ÉTICA DE LA
INVESTIGACIÓN DE ASTURIAS

www.ingramcontent.com/pod-product-compliance
Lightning Source LLC
Chambersburg PA
CBHW070339290526
45791CB00003B/1394